Ätherische Öle

39

Schönheitsrezepte

für den Sommer

Maria L. Schasteen

Was hier gesagt und geraten wird, soll keinesfalls den Arzt oder Heilpraktiker ersetzen, sondern es will vielmehr das Allgemeinwissen und den Wert natürlicher Heilkräfte erweitern, damit man sich bei Bedarf selbst helfen kann.

Die Autorin und der Verlag können jedoch keine Haftung für Folgen aus dem richtigen oder unrichtigen Gebrauch der hier dargestellten Rezepte übernehmen.

Originalausgabe - 1. Auflage 2017

Titel: "Ätherische Öle - 39 Schönheitsrezepte für den Sommer"

Name des Autors: Maria L. Schasteen

ISBN: 9781521945834

"Schönheit ist eine harmonische Verbindung zwischen Seele und Körper."
– Plato

Inhaltsverzeichnis

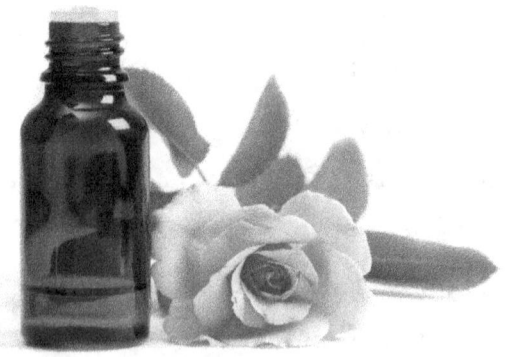

Ätherische Öle für strahlende Haut und gesundes Haar

Sommerliche Schönheitspflege: Tipps von Mutter Natur

Der Sommer steht vor der Tür und wir werden viel Zeit in der wunderbaren Sonne im Freien genießen. Doch die heißen Temperaturen, die starke Sonneneinstrahlung und Umwelteinflüsse können unsere Haut und unser Haar belasten.

Anstatt jedoch teure Kosmetikprodukte zu kaufen, kannst du mit natürlichen Zutaten aus deiner Küche einfache und effektive Schönheitsrezepte herstellen, die deine Haut und Haare trotz intensiver Belastungen revitalisieren und schützen.

Hier sind einige Schönheitsrezepte mit ätherischen Ölen, die du zum Schutz und zur Regeneration deiner Haut zu Hause ausprobieren kannst. Von feuchtigkeitsspendenden Gesichtsmasken, kühlenden Salben und insektenabweisenden Düften bis hin zu einem natürlichen Deo und Haarspülungen, die das Haar glänzend und gesund erhalten, findest du hier einzigartige Rezepte mit ätherischen Ölen für deine Schönheitspflege.

Warum ätherische Öle?

Hochwirksame ätherische Öle nähren und pflegen die Haut, regenerieren das Hautgewebe, schützen und straffen und schenken mit ihren Düften Freude. Hier sind einige der möglichen Wirkungen von ätherischen Ölen auf die Haut:

- **Feuchtigkeitsspendend:** Einige ätherische Öle wie Lavendelöl, Sandelholzöl, Rosenöl und andere haben feuchtigkeitsspendende Eigenschaften, die die Haut geschmeidig und strahlend erhalten.

- **Entzündungshemmend:** Ätherische Öle wie Teebaumöl, Kamillenöl und Eukalyptusöl, unter anderen, haben entzündungshemmende Eigenschaften, die Infektionen und Hautreizungen lindern können.

- **Antiseptisch:** Einige ätherische Öle wie etwa Zitronenöl, Thymianöl oder Oreganoöl haben eine desinfizierende Wirkung und schützen die Haut vor Infektionen.

- **Straffend:** Ätherische Öle wie Rosmarinöl, Neroliöl oder Geranienöl haben hautstraffende Eigenschaften und können dazu beitragen, das Erscheinungsbild von feinen Linien, Falten und schlaffer Haut zu verbessern.

- **Beruhigend:** Einige ätherische Öle wie zum Beispiel Bergamottenöl, Jasminöl und Ylang Ylang Öl haben beruhigende Eigenschaften, um die Haut zu entspannen und Stress abzubauen.

Tipp: Bitte beachte, dass ätherische Öle in der Regel verdünnt auf die Haut aufgetragen werden, da sie sehr konzentriert sind und eine Hautreaktion verursachen könnten. Daher teste die Verträglichkeit eines ätherischen Öls in der Armbeuge, um sicher zu gehen, dass das gewählte Öl deinen Anforderungen entspricht.

Genieße die Sommersonne und pflege gleichzeitig deine natürliche Schönheit mit den beliebtesten Schönheitsmitteln aus der Natur!

Selbstgemachte Bienenwachs-Salbe: Natürliche Pflege für trockene und rissige Haut

Diese Salbe eignet sich hervorragend zur Unterstützung trockener oder rissiger Haut sowie als Erste-Hilfe zur Einleitung des Heilungsprozesses bei Verletzungen, Kratzern, Prellungen und Abschürfungen und anderen Hautproblemen.

Für dieses Rezept benötigt man:

- 2 Esslöffel Kokosöl
- 2 Esslöffel Mandelöl
- ¼ Tasse Bienenwachs
- 8-10 Tropfen ätherisches Teebaumöl
- 8-10 Tropfen ätherisches Lavendelöl
- ¼ Teelöffel roher Honig

Zubereitung:

1. Unter häufigem Rühren das Bienenwachs und Kokosöl im Wasserbad zum Schmelzen bringen.

2. Vom Herd nehmen, etwas abkühlen lassen und anschließend das süße Mandelöl, die ätherischen Öle und den Honig unterrühren und gut vermischen.

3. In einen kleinen Glasbehälter mit Schraubverschluss füllen und kühl und dunkel lagern.

Anwendung:

Großzügig auf Kratzer, Abschürfungen oder Prellungen auftragen und einmassieren.

Tipp: Nicht auf offene Wunden auftragen, denn fette Öle begünstigen Keimbildung.

Kokosnuss-Ingwer-Zucker-Peeling

Dieses Peeling ist sehr einfach zuzubereiten. Es verwendet nur ein paar Zutaten aus der Küche und hat wunderbare Auswirkungen auf die Haut. Das Peeling reinigt gründlich, entfernt die abgestorbenen Hautpartikeln ohne jeglichen chemischen Zusatzstoff, macht die Haut glatt und geschmeidig und spendet die nötige Feuchtigkeit in der Sommerhitze.

Für dieses Rezept benötigt man:

- 1 Tasse braunen Zucker
- ¼ Tasse kaltgepresstes Öl (etwa Oliven- oder Mandelöl)
- ¼ Tasse Kokosöl
- 1-4 Tropfen ätherisches Ingweröl

Zubereitung:
1. Kokosöl bei mäßiger Hitze schmelzen und die Mischung etwas auskühlen lassen.
2. Das kaltgepresste Öl vorsichtig in die Mischung einrühren.
3. Den Zucker und das ätherische Öl gut unterrühren.
4. Die Mischung in einen Glasbehälter mit Schraubverschluss füllen.

Anwendung:
1. Das Glas vor Gebrauch gut schütteln. Von der Peeling-Mischung ein wenig in die Hand geben, etwas Wasser zum Glattrühren dazu geben.
2. Mit einem Waschlappen wird das Peeling in kreisenden Bewegungen kräftig in die Haut einmassiert.
3. Abspühlen – Vorsicht, der Boden im Bad könnte rutschig sein. Danach mit einem Handtuch abtrocknen.

Heilende Salbe für Verbrennungen: Natürliche Linderung für die Haut

Zu viel Sonne abbekommen? Bei Sonnenbrand hilft diese natürliche Salbe, die bei jeder Art von Verbrennungen verwendet werden kann.

Für dieses Rezept benötigt man:

- ¼ Tasse Olivenöl
- ½ Tasse reinen Aloe Versa Saft
- 10 Tropfen ätherisches Lavendelöl
- 1 Esslöffel Bienenwachs, gerieben

Zubereitung:
1. Bienenwachs im Wasserbad schmelzen und das Olivenöl unterrühren. Für die richtige Konsistenz wenn nötig noch etwas Bienenwachs hinzufügen.
2. Die Mischung vom Herd nehmen und etwas abkühlen lassen.
3. Die Mischung in einen Mixer geben und auf niedriger Stufe mixen. Dabei den Aloe Vera Saft löffelweise langsam zugeben und das Lavendelöl hinzufügen. Mixen, bis die Masse cremig ist und danach in einen Glasbehälter mit Schraubverschluss abfüllen.

Anwendung:

Bei Bedarf die geschädigte Haut mit der Salbe sanft eincremen. Das Aloe Vera Gel wirkt kühlend. Das Bienenwachs gibt der Masse Konsistenz. Und das Lavendelöl steuert seine hautfreundlichen Eigenschaften bei.

Die Creme pflegt die Haut bei Verbrennungen aller Art milde und effektiv.

Ingwer-Körperpeeling

Ein Zuckerpeeling ist einfach selbst herzustellen. Anstelle von Zucker kann man auch Salz oder geriebene Mandeln verwenden.

Für dieses Rezept benötigt man:

- 3 Tassen Zucker oder Meersalz
- 15 Tropfen ätherisches Ingweröl
- 1 Tasse Sonnenblumenöl
- 1 Tasse Mandelöl

Zubereitung:
Zutaten in einer großen Schüssel zur gewünschten Konsistenz mischen.

Anwendung:
1. Dieses naturreine Körperpeeling macht die Haut samtweich und reinigt porentief. Es wird gerne für gepflegte Hände und Füße verwendet und verleiht der Haut einen besonderen Glanz.
2. Statt Ingweröl kann man jedes bevorzugte ätherische Öl verwenden. Zitrusöle sind im Sommer nicht empfohlen, weil sie photosensitiv sind und die Haut bei Sonnenbestrahlung schädigen können.

Tipp: Nachdem diese selbstgemachten Schönheitsmittel ohne Konservierungsstoffe auskommen, halten sie sich nur beschränkt. Das ätherische Öl in selbstgemachten Körperpflegeprodukten übernimmt zwar die Rolle der natürlichen Konservierung, verhindert das Ranzigwerden jedoch nur für eine bestimmte Zeit.

Es empfielt sich daher, diese schnell zubereiteten Hausmittel in kleinen Mengen und häufiger frisch herzustellen.

Avocado-Hautcreme

Diese Nährcreme, die den Körper über die Haut pflegt, regeneriert und lässt zugleich strahlen.

Für dieses Rezept benötigt man:

- 2 Tassen reine, unraffinierte Sheabutter
- 1 Tasse Avocadoöl (oder Kokosöl)
- 5-10 Tropfen ätherisches Lavendelöl
- 5-10 Tropfen ätherisches Teebaumöl

Zubereitung:
1. Man lässt die Sheabuter langsam im Wasserbad schmelzen und mischt das Avocadoöl (oder Kokosöl) gründlich unter.
2. Abkühlen lassen und anschließend im Mixer auf höchster Stufe etwa 5 Minuten zu einer streichfähigen Masse schlagen.
3. Zuletzt die ätherischen Öle gründlich untermixen.

Anwendung:
Die Creme ist spürbar ölig, doch sie wird von der Haut schnell absorbiert ohne zu fetten. Sie hilft, die Haut nach zwei bis drei Wochen des täglichen Gebrauchs zu regenerieren und lässt die Haut stahlen.

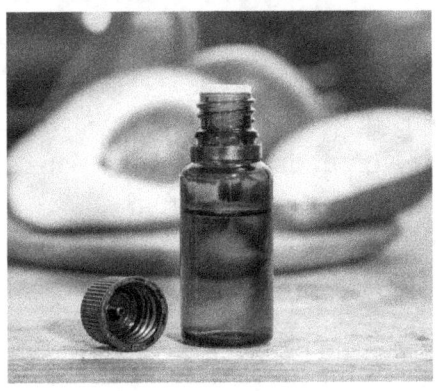

Hausgemachte Creme bei Ekzemen

Dieses Rezept besteht zu 100% aus natürlichen Inhaltsstoffen anstatt aus giftigen Chemikalien. Die sonnen- und hitzegeprüfte Haut wird es dir lohnen.

Für dieses Rezept benötigt man:

- ½ Tasse Kokosöl
- 10 Tropfen ätherisches Melroseöl
- 10 Tropfen ätherisches Lavendelöl

Zubereitung:
1. Das Kokosöl im Wasserbad langsam flüssig werden lassen.
2. Einige Minuten unter Rühren abkühlen lassen. Danach die ätherischen Öle hinzufügen und gründlich einarbeiten. Das Kokosöl verfestigt sich allmählich zu einer Creme.

Anwendung:

Die rückfettende Creme kann bei Hautproblemen sanft aufgetragen werden, um die Regeneration der Haut zu unterstützen. Fette Cremen werden nicht auf offene Wunden aufgetragen, um Keimbildung zu vermeiden.

- Melrose regeneriert die Haut, schützt sie vor äußeren Einflüssen, wirkt reinigend (Keime) und unterstützt die Selbstheilungskräfte. Das Öl wirkt belebend und regt den Geist an.
- Der weiche Blütenduft des Lavendels wirkt beruhigend und lindernd auf Körper und Geist. Die Pflanze hat reinigende und regenerierende Eigenschaften.

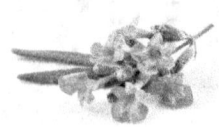

Roll-On Mischung für geprüfte Muskeln

Zur Schmerzlinderung, etwa bei Muskelschmerzen nach einer sommerlichen Wanderung, ist diese Ölmischung eine willkommene Wohltat.

Für dieses Rezept benötigt man:

- 15 ml Kokosöl
- 3 Tropfen ätherisches Basilikumöl
- 2 Tropfen ätherisches Balsamtannenöl
- 2 Tropfen ätherisches Lavendelöl
- 2 Tropfen ätherisches Majoranöl

Zubereitung:
1. Man füllt ein 15 ml Glasfläschchen nicht ganz voll mit fraktioniertem Kokosöl. Es wird zum Schutz der ätherischen Öle ein dunkles Glas verwendet.
2. Dann werden die ätherischen Öle beigefügt und durch sanftes Schwenken gut vermischt.
3. Statt den Tropfer zu verwenden, setzt man einen Roll-On Aufsatz aus Edelstahl auf das Fläschchen auf.

Anwendung:
    Das Auftragen dieser ätherischen Ölmischung beruhigt schmerzende Muskeln und schenkt Erleichterung.
- Mit seinem süß-würzigen Duft lockert Basilikum verspannte Muskeln und lässt körperlich und geistig entspannen.
- Die Balsamtanne zaubert den erfrischenden Weihnachtsduft ins Herz und wirkt erdend und zutiefst entspannend.
- In gleicher Weise beruhigt und lindert auch Lavendelöl Schmerzen und regeneriert das überbeanspruchte Gewebe.
- Und das süß-warme, krautartige Majoranöl lindert, reinigt, beruhigt und lockert verkrampfte Muskeln.

Das Öl, das glücklich macht

Ob Regen oder Sonnenschein, ätherische Öle machen glücklich. Sie heben das Gemüt und bringen Sonnenschein ins Herz.

Für dieses Rezept benötigt man:

- 4 Tropfen ätherisches Weihrauchöl
- 4 Tropfen ätherisches Bergamottenöl
- 4 Tropfen ätherisches Zitronenöl
- Fraktioniertes Kokosöl oder destilliertes Wasser

Zubereitung:
1. Man füllt ein 15 ml Ölfläschchen mit Kokosöl, fügt die ätherischen Öle bei und setzt einen Roll-On Aufsatz aus Edelstahl auf die Flasche. Durch wiederholtes Schwenken werden die ätherischen Öle gut mit dem reinen Pflanzenöl vermischt.
2. Oder man füllt destilliertes Wasser in eine Sprühflasche, fügt die ätherischen Öle hinzu und mischt gründlich. Vor Gebrauch gut schütteln.

Anwendung:
1. *Das Öl, das glücklich macht* kann wie ein Parfüm getragen werden. Achtung: Zitrusöle sind photosensitiv und werden nicht in direkter Sonne verwendet. (Die Fußsohlen können ein sicherer Ort für Zitrusöle im Sommer sein.)
2. Eine duftende Abkühlung mit der Sprühflasche ist wohltuend und erfrischend.

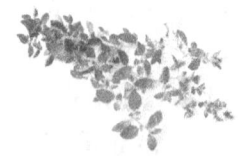

Ätherische Öle für süße Träume

Wenn Träume Flügel bekommen! Ätherische Öle beflügeln den Geist und heben die Gefühle an. So helfen sie dabei, unser Leben zu neuen Höhen zu tragen.

Für dieses Rezept benötigt man:

- 7 Tropfen ätherisches Lavendelöl
- 6 Tropfen römisches Kamillenöl
- 3 Tropfen ätherisches Melissenöl
- Fraktioniertes Kokosöl oder destilliertes Wasser

Zubereitung:
1. Man befüllt ein 15 ml Glasfläschchen mit Kokosöl und den ätherischen Ölen, verschließt mit einem Roll-On Aufsatz oder Tropfer und vermischt alles durch wiederholtes Schwenken.
2. Oder man verwendet eine Sprühflasche mit Wasser und den ätherischen Ölen und mischt gründlich. Vor Gebrauch schütteln.

Anwendung:
1. Vor dem Zubettgehen Stirn, Schläfen oder Herz mit einem Tropfen der *Ölmischung für süße Träume* benetzen und sanft einreiben, um gute Träume einzuladen.
2. Oder man verwendet die Ölmischung in Wasser als Körperspray, um sich und seine Umgebung zu erfrischen und mit dem Duft zu erfreuen.

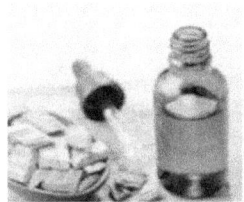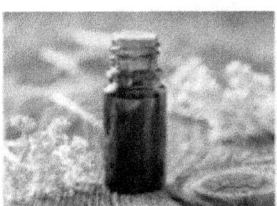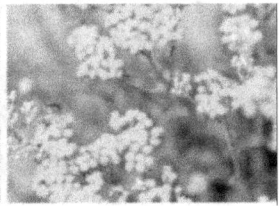

Eine entspannende Badesalz-Mischung

Mit den Düften ätherischer Öle in der Badewanne relaxen ist wunderbar entspannend. Hier ist ein beliebtes Rezept:

Für dieses Rezept benötigt man:

- ½ Tasse Epsom Salz (Magnesiumsulfat, Bittersalz)
- ½ Tasse Meersalz oder Kaiser Natron®
- 3 Tropfen ätherisches Rosmarinöl
- 3 Tropfen ätherisches Lavendelöl

Zubereitung:
1. Zu gleichen Teilen Epsom Salz sowie Meersalz und Kaiser Natron® in einen Glasbehälter mit Schraubverschluss geben.
2. Die ätherischen Öle zufügen, das Gefäß verschließen und gut schütteln. Vor jedem Gebrauch gut schütteln.

Anwendung:
Diese entspannende Badesalz-Mischung dem warmen Wasser beigeben, mit dem Wasser gut vermischen und den entspannenden Duft tief einatmen und genießen. Dieses Rezept reicht für zwei bis drei Bäder.

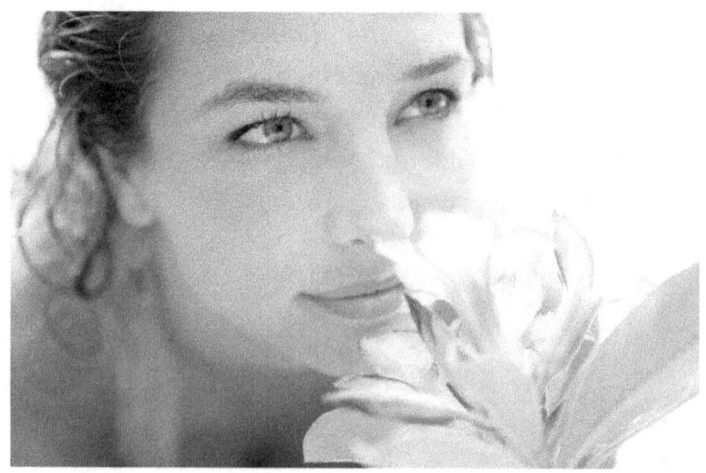

Die Cellulite-Kur

Es ist Urlaubszeit und die Beine brauchen eine Verjüngungskur? Diese effektive Badeölmischung unterstützt die zelluläre Reinigung und Regeneration der Haut.

Für dieses Rezept benötigt man:

- 3 Esslöffel Meersalz
- 3 Tropfen ätherisches Rosmarinöl
- 5 Tropfen ätherisches Wacholderöl
- 3 Tropfen ätherisches Zypressenöl

Zubereitung:

> In einen Glasbehälter mit Schraubverschluss füllt man das Meersalz und die Öle, verschließt und schüttelt gut, um alles gründlich zu vermischen.

Anwendung:

> Dieses Badesalz in das warme Badewasser geben. Die Mischung kann auch auf Vorrat zubereitet werden.

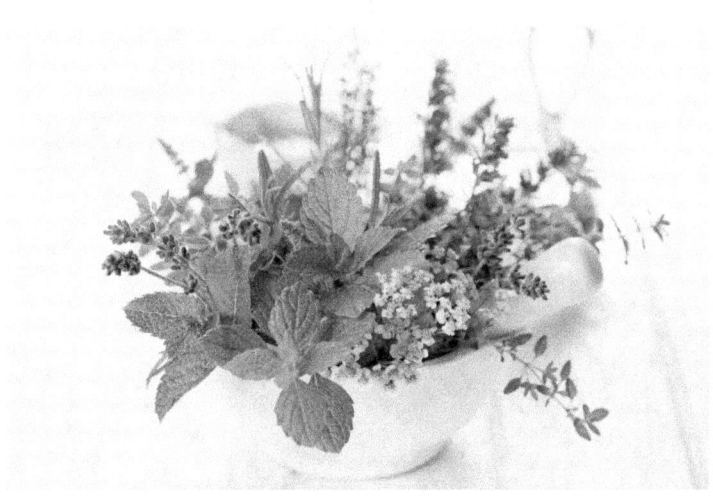

Eine beruhigende Kindermischung

Wenn die Kinder im Urlaub einmal unleidig sind, kann selbst die schönste Urlaubskulisse nicht über den Frust hinwegtäuschen. Ätherische Öle sind hier die besten Helfer für geprüfte Eltern.

Für dieses Rezept benötigt man:

- 8 Tropfen ätherisches Vetiveröl
- 3 Tropfen ätherisches Ylang Ylang Öl
- 2 Tropfen ätherisches Weihrauchöl
- 1 Tropfen ätherisches Muskatellersalbeiöl
- 1 Tropfen ätherisches Majoranöl
- ¼ Liter Kokosöl

Zubereitung:

Alle Zutaten in einen Glasbehälter rmit Schraubverschluss geben und vermischen.

Anwendung:

Morgens und abends auf die Füße und über das Herz auftragen. Kräftig an der Ölmischung riechen.

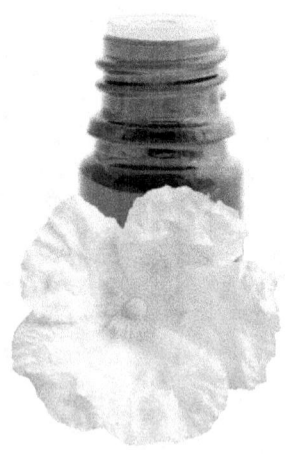

Eine antibakterielle Ölmischung

Für den Notfall immer gerüstet! Ob zu Hause oder unterwegs – ätherische Öle sind als Erste-Hilfe immer schnell zur Hand und hochwirksam.

Für dieses Rezept benötigt man:

- 5 Tropfen ätherisches Ysopöl
- 5 Tropfen ätherisches Thymianöl
- 5 Tropfen ätherisches Zimtöl

Zubereitung:

1. In einen Aroma-Diffuer (nach Gebrauchsanleitung) die ätherischen Öle zugeben und mehrmals am Tag für etwa 30 Minuten laufen lassen.

2. Oder man mischt die ätherischen Öle mit 1-2 Esslöffel reinem Pflanzenöl (Massageöl) und reibt damit Brust und Rücken ein.

Anwendung:

1. Mittels eines Aroma-Diffusers im Raum vernebeln.

2. Ein paar Tropfen der Ölmischung, verdünnt in reinem Pflanzenöl, zur Massage verwenden.

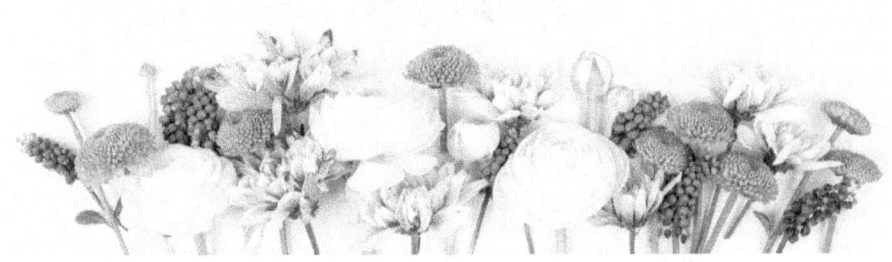

Eine Mischung gegen Juckreiz

Wenn die Haut juckt und nicht einmal das Kratzen Abhilfe schafft, dann kommt die folgende kräftige Ölmischung gerade richtig. Sie reinig und desinfiziert die Stelle, schafft die Gifte (etwa von Insektenstichen) aus dem Körper, stillt den Juckreiz und regeneriert die Haut.

Für dieses Rezept benötigt man:

- 20 Tropfen ätherisches Lavendelöl
- 20 Tropfen Wintergrünöl (oder Weihrauchöl)
- 20 Tropfen ätherisches Zypressenöl
- 20 Tropfen ätherisches Pfefferminzöl

Vorbereitung:
> Die ätherischen Öle in ein leeres Ölfläschchen (aus dunklem Glas) füllen.

Anwendung:

> Mit reinem Pflanzenöl (Massageöl) verdünnen und ein paar Tropfen der Ölmischung auf die betroffene Hautstelle reiben.

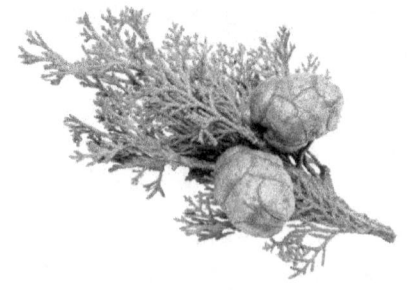

Ein Rezept für schmerzhafte Muskeln

Zu viel Volleyball am Strand gespielt? Oder die Kinder am Rücken auf den Berg getragen? Muskeln leisten gute Arbeit. Mit diesem Rezept werden verspannte Muskeln verwöhnt.

Für dieses Rezept benötigt man:

- 1 Tasse Traubenkernöl
- 12 Tropfen schwarzes Pfefferöl
- 6 Tropfen ätherisches Wacholderbeerenöl
- 6 Tropfen ätherisches Ingweröl
- 6 Tropfen ätherisches Majoranöl

Zubereitung:

1. Alle ätherischen Öle in einen kleinen Glasbehälter geben.

2. Das Traubenkernöl hinzufügen und gut vermischen.

Anwendung:

Wiederholt sanft auf die schmerzenden Stellen reiben.

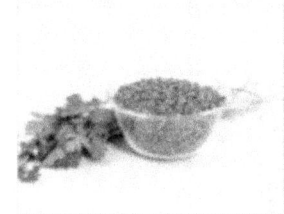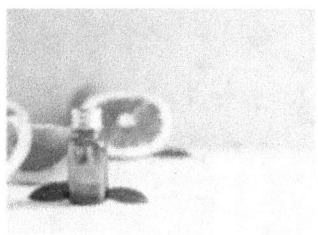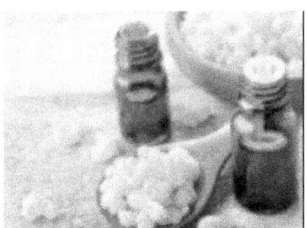

Rezept für den schmerzenden Rücken

Zu viel im Garten gearbeitet? Oder das Boot aus dem Wasser gezogen? Was tun, wenn der Rücken schmerzt? Hier ist ein hilfreiches Rezept.

Für dieses Rezept benötigt man:

- ½ Tasse Traubenkernöl
- 12 Tropfen ätherisches Lavendelöl
- 6 Tropfen ätherisches Geranienöl
- 6 Tropfen ätherisches Rosmarinöl
- 6 Tropfen ätherisches Wintergrünöl (oder Weihrauchöl)

Zubereitung:

1. Alle ätherischen Öle in einen kleinen Glasbehälter mit Schraubverschluss geben.

2. Das Traubenkernöl hinzufügen und gut mischen.

Anwendung:

Diese Ölmischung sanft auf den schmerzenden Rücken oder andere schmerzhafte Stellen reiben.

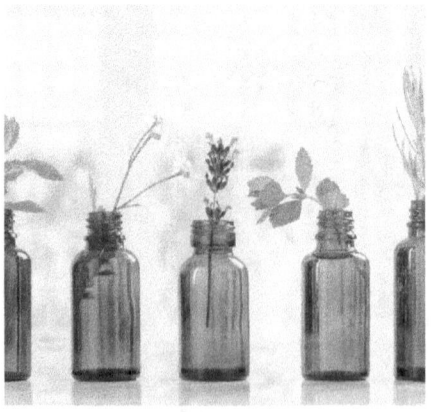

Giftiger Efeu

Im Wald oder auf der Wiese ungewollt mit einer Giftpflanze in Berührung gekommen? Diese Ölmischung hilft!

Für dieses Rezept benötigt man:

- Kokosöl oder Olivenöl oder Vaseline
- 2 Tropfen ätherisches Melroseöl
- 2 Tropfen ätherisches Rosmarinöl
- 2 Tropfen ätherisches Eukalyptusöl
- 2 Tropfen ätherisches Pfefferminzöl

Zubereitung:

1. Ein wenig Kokosöl, Olivenöl oder Vaseline in die Hand geben.

2. Die Ölmischung dazu geben und vermischen.

Anwendung:

Auf die betroffene Stelle auftragen und mehrmals täglich wiederholen. Achtung: Nicht in die Augen bringen.

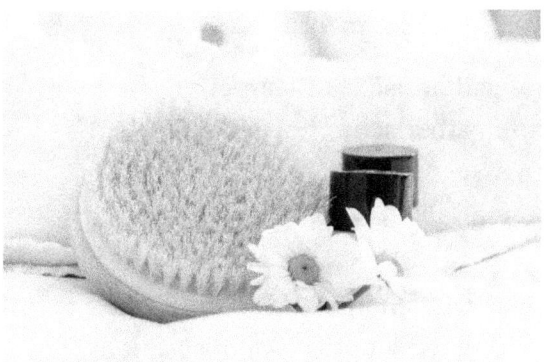

Eine sanfte Gute-Nacht-Massage

Es war ein langer Sommertag mit aufregenden Aktivitäten? Dann hilft ein beruhigendes, duftendes Massageöl vor dem Schlafengehen für Tiefenentspannung und geistige Anhebung.

Für dieses Rezept benötigt man:

- ½ Tasse Kokosöl
- 6 Tropfen ätherisches Lavendelöl
- 6 Tropfen ätherisches Zedernholzöl
- 6 Tropfen ätherisches Balsamtannenöl

Anwendung:

Alle Zutaten in einen Glasbehälter mit Schraubverschluss einfüllen und mischen und vor dem Schlafengehen auf die Fußsohlen reiben.

Rosmarin Haar und Kopfhaut Spray

Wenn Sonnenschein und Meeresluft das Haar angreifen, schützt diese Haarbehandlung das Haar und hält es sauber und geschmeidig. Sie revitalisiert die Haarfollikeln, unterstützt die Blutzirkulation, sorgt für eine gesunde Kopfhaut und schützt vor Haarausfall.

Für dieses Rezept benötigt man:

- 15 Tropfen ätherisches Rosmarinöl
- 10 Tropfen ätherisches Lavendelöl
- 60 ml Wasser
- 3 Tropfen pflanzliches Glycerin (optional)

Anwendung: Alle Zutaten in eine Glassprühflasche füllen, auf das Haar sprühen und in die Kopfhaut einmassieren.

Entfernung von Chlor aus dem Haar

Zu viel im Hotelschwimmbecken geplantscht? Dann sollte das Haar (und der Körper) mit ätherischen Ölen gepflegt werden. Die Öle reinigen und leiten die Giftstoffe von Chlor aus dem Körper aus. Hier ist ein Rezeptvorschlag.

Für dieses Rezept benötigt man:

- 2 Esslöffel Kokosöl oder Apfelessig, erwärmt
- 5 Tropfen ätherisches Rosmarinöl
- 5 Tropfen ätherisches Lavendelöl
- 5 Tropfen ätherisches Geranienöl
- 5 Tropfen ätherisches Sandelholzöl

Zubereitung:

1. Für trockenes Haar wird Kokosöl verwendet, für fettes Haar der Apefelessig.

2. Alle Zutaten vermischen.

Anwendung:

1. Nach der Haarwäsche die Haare mit einem Handtuch trocknen.

2. Die Ölmischung sanft in Haar und Kopfhaut einmassieren.

3. Die Haare mit einer Duschhaube abdecken und 30-45 Minuten einwirken lassen. Es wäre ideal, dabei unter der Wärme einer Trockenhaube zu sitzen.

4. Danach das Haar mit kühlem Wasser spülen und wie gewohnt stylen.

Ein Rezept für gesunde Fingernägel

Im Sommer streichen wir gerne unsere Schönheit mit leuchtenden Nägeln hervor, die unsere Hände und Füße zieren. Durch den Lack werden die Nägel jedoch beansprucht. Die herkömmlichen Nagellackentferner können weitere Schäden verursachen. Mit dem folgenden gesunden Rezept werden Nägel nachhaltig gepflegt.

Für dieses Rezept benötigt man:

- 4 Tropfen Weizenkeimöl (oder ein anderes Pflanzenöl)
- 2 Tropfen ätherisches Weihrauchöl
- 2 Tropfen ätherisches Myrrhenöl
- 2 Tropfen ätherisches Zitronenöl
- 1 Tropfen ätherisches Wintergrünöl (oder Tannenöl)

Zubereitung:

Alle Zutaten werden sanft aber gründlich vermischt.

Anwendung:

1 Tropfen auf jeden Fingernagel tropfen und in Nagel und Nagelhaut einreiben. Zur Pflege sollte diese Anwendung mehrmals am Tag wiederholt werden.

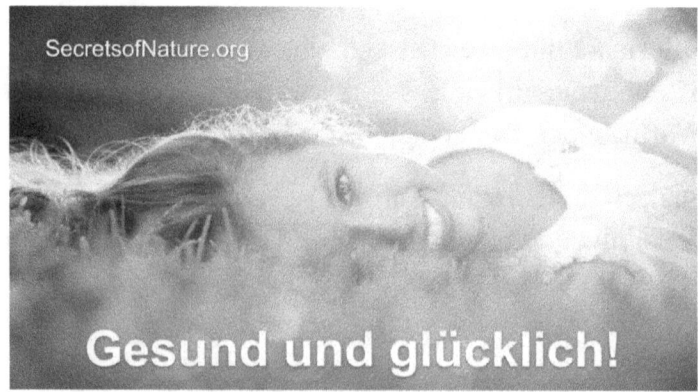

SecretsofNature.org

Gesund und glücklich!

Der natürliche Nagellackentferner

Man muss auf die roten Nägel aus Furcht vor den Auswirkungen aggressiver Nagellackentferner nicht mehr verzichten. Denn jetzt gibt es eine natürliche Alternative!

Für dieses Rezept benötigt man:

- 1 Tasse Essig
- ½ Zitrone, Saft
- 10 Tropfen ätherisches Zitronenöl

Anwendung:

1. Zutaten in eine Schüssel geben und mischen.

2. Einen Wattebausch in die Lösung tauchen und die Nägel damit behandeln, bis der Nagellack vollständig entfernt ist.

3. Um die Fingernägel danach zu pflegen, trägt man ein reines Pflanzenöl (zum Beispiel Kokosöl oder Sonnenblumenöl) auf die Nägel und Nagelhaut auf und massiert das Öl gut ein. Bei Bedarf wiederholen.

Bitte beachte, dass dieser natürliche Nagellackentferner möglicherweise etwas länger braucht, um den Nagellack zu entfernen, als herkömmliche Nagellackentferner, aber er ist frei von schädlichen Chemikalien und pflegt gleichzeitig die Nägel und die Nagelhaut.

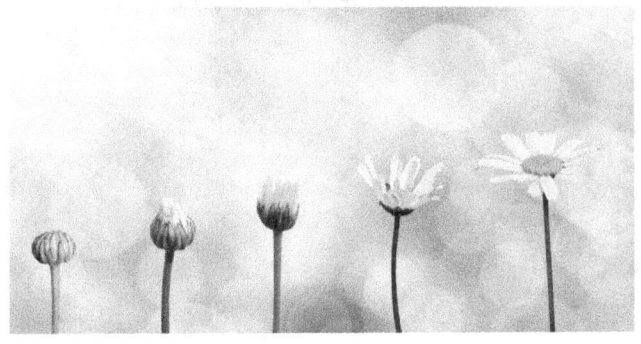

Ein natürliches, starkes Schmerzmittel

Von einem starken Schmerz geplagt? Dieses Naturmittel wirkt beruhigend und wird allgemein als außerordentliche Erleichterung bei allen Arten von Schmerzen empfunden.

Für dieses Rezept benötigt man:

- 4 Tropfen ätherisches Copaibaöl
- 4 Tropfen ätherisches Weihrauchöl
- 4 Tropfen ätherisches Balsamtannenöl

Zubereitung:

> Alle Zutaten vermischen.

Anwendung:

> Als Nahrungsergänzung eine Kapsel mit Pflanzenöl füllen, 3-4 Tropfen der Ölmischung beifügen und einnehmen.

Tipp: Zum Verzehr geeignete Öle müssen als *Nahrungsergänzung* gekennzeichnet sein und auf der Webseite als *zum Verzehr geeignet* beworben werden.

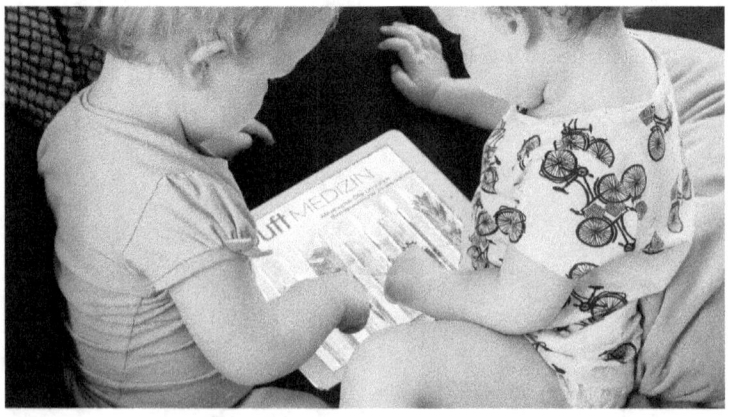

Ein natürliches Antihistamin bei Allergien

Für dieses Rezept benötigt man:

- 3 Tropfen ätherisches Lavendelöl
- 3 Tropfen ätherisches Zitronenöl
- 3 Tropfen ätherisches Pfefferminzöl

Zubereitung:

> Alle Zutaten in ein kleines Glasgefäß füllen und gut vermischen.

Anwendung:

> Man nimmt diese Ölmischung innerlich in reinem Pflanzenöl bis zu dreimal am Tag ein. Nicht vergessen: Es dürfen nur ätherische Öle, die als *Zum Verzehr geeignet* oder als *Nahrungsergänzung* gekennzeichnet sind, eingenommen werden.

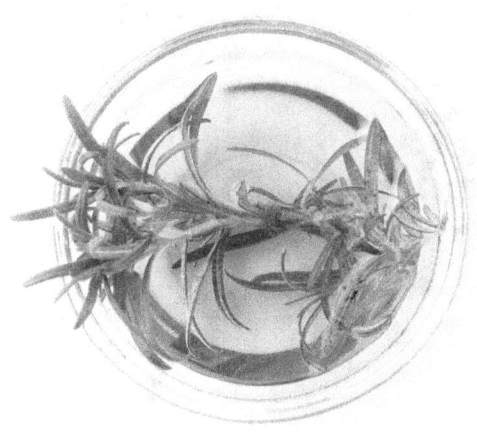

Ein hautfreundlicher Allzweckstift

Spröde Lippen? Raue Ellbogen oder rissige Fersen? Dieser hautfreundliche Allzweckstift kann jederzeit bei rauhen Hautstellen als Feuchtigkeitsspender verwendet werden. Bei regelmäßigem Gebrauch verleiht er der Haut ein gesundes, strahlendes Aussehen.

Für dieses Rezept benötigt man:

- 5 Tropfen ätherisches Lavendelöl
- 5 Tropfen ätherisches Weihrauchöl
- 5 Tropfen ätherisches Teebaumöl
- 15 ml Kokosöl oder Jojobaöl

Zubereitung:

1. Reines Pflanzenöl (Massageöl) und ätherische Öle in ein 15 ml Glasfläschchen mit Roll-On Aufsatz geben und die Öle gut vermischen.

2. Vor dem Auftragen – vor jedem Gebrauch – gut schütteln.

Anwendung:

Auf rauhe Hautstellen mehrmals täglich auftragen und einmassieren.

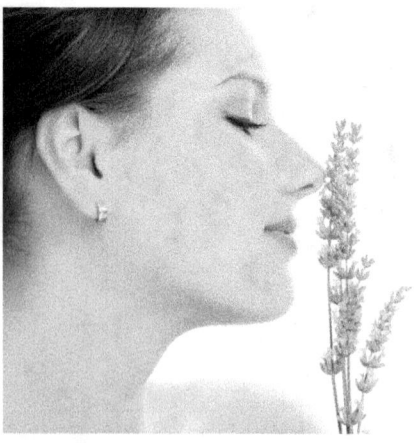

Ein duftendes Körperspray

Die Blütenessenzen des Sommers auf der Haut und im Haar – ein unvergessliches Dufterlebnis, auch für die Umgebung! Nicht wundern, wenn sich Menschen umdrehen, um zu sehen, wer den lieblichen Duft verströmt.

Für dieses Rezept benötigt man:

- ¼ Liter Wasser
- 3 Tropfen ätherisches Sandelholzöl
- 3 Tropfen ätherisches Orangen- oder Mandarinenöl
- 3 Tropfen ätherisches Rosenöl oder Rosengeranie
- 2 Tropfen ätherisches Ylang Ylang Öl

Zubereitung:

1. Alle Zutaten in eine 250 ml Glasflasche mit Sprühaufsatz füllen.

2. Vor Gebrauch gut schütteln.

Anwendung:

Großzügig auf die Haut auftragen.

Tipp: Vor einem Sonnenbad nicht vergessen, dass Zitrusöle photosensitiv sind und bis zu 48 Stunden vor direkter Sonnenbestrahlung oder UV Bestrahlung nicht angewendet werden.

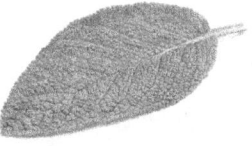

Natürliches, gesundes Deodorant

Achtung vor der Verwendung herkömmlicher Deos, die mit Aluminium belastet sind und schwerwiegende Folgen für die Gesundheit haben. Hier ist eine natürliche Alternative.

Für dieses Rezept benötigt man:

- 1 Tasse Wodka
- 3 Tropfen ätherisches Teebaumöl
- 1 Tropfen ätherisches Wacholderöl
- 1 Tropfen ätherisches Zitronenöl

Zubereitung:

1. Alle Zutaten in eine Pump- oder Sprühflasche aus Glas füllen und mischen.

2. Vor Gebrauch gut schütteln.

Anwendung:

1. Wie gewohnt als Deo verwenden. Vor dem ersten Gebrauch auf Verträglichkeit testen. Siehe die *Richtlinien zur sicheren Anwendung ätherischer Öle* im Anhang.

2. Dieses Rezept kann von Frauen wie auch von Männern gleichermaßen verwendet werden. Männer verwenden es auch gerne als Rasierwasser.

3. Man kann diese Mischung auch auf Haare und Gewand sprühen, denn klare Öle machen keine Flecken. Man verwendet dafür also nur farblose Öle.

Tipp: Nicht selten hört man das Kompliment: "Du riechst aber gut!" Man kann sich nämlich mit seinen Lieblingsölen seine eigene Duftkreationen herstellen und je nach Stimmungslage speziell ändern. Besonders beliebt bei Frauen sind ätherische Öle wie Geranie, Patschuli, Ylang Ylang, Weihrauch, Eukalyptus oder Zitrusöle. Männer verwenden bevorzugt Lavendel, Bergamotte oder Nadelholzöle.

Als wunderbarer Nebeneffekt hat sich für Menschen mit verstopften Lymphen unter dem Arm gezeigt, dass die Öle die Entgiftung in diesem Bereich beschleunigen.

Leute, die mit einem natürlichen Deo beginnen, sollten beachten, dass im Gegensatz zu einem Antitranspirant – wo Schwitzen unerwünscht ist und unterdrückt wird – ein natürliches Deo die Poren nicht verstopft und eine natürliche Entgiftung unterstützt. Es kann also anfänglich zu mehr Schweißabsonderung kommen, bis sich der Körper selbst reguliert.

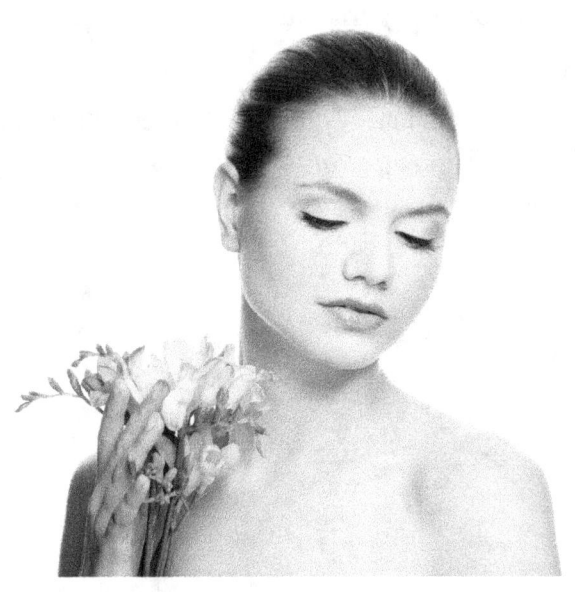

Rezept für eine bessere Lymphzirkulation

Für eine bessere Lymphzirkulation sorgt die folgende Ölmischung:

Für dieses Rezept benötigt man:

- 3 Tropfen ätherisches Zypressenöl
- 1 Tropfen ätherisches Orangenöl
- 2 Tropfen ätherisches Grapefruitöl
- Etwas Massageöl zum Einreiben (etwa Kokosöl)

Zubereitung:

> Die ätherischen Öle mit einer kleinen Menge Massageöl zum Einreiben verdünnen.

Anwendung:

1. Diese Ölmischung entlang der Lymphbahnen (unter den Armen, am Hals und in der Leistengegend) sanft einmassieren. (Achtung: Zitrusöle sind photosensitiv und werden im Sommer gerne auf den Fußsohlen verwendet.)

2. Diese Mischung kann auch in Kapselform eingenommen werden. Es werden aussschließlich ätherische Öle verwendet, die als *Nahrungsergänzung (zum Verzehr geeignet)* gekennzeichnet sind.

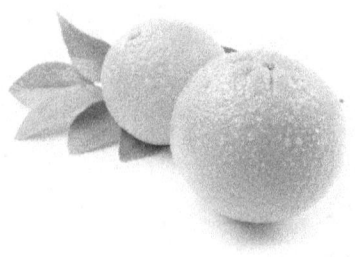

Ein leichter sommerlicher Parfümhauch

Dieses Eau de Toilette schenkt langanhaltenden Duft. Die individuelle Duftnote ist garantiert, denn man kann seine eigenen Lieblingsdüfte herstellen oder neue Kreationen ausprobieren.

Für dieses Rezept benötigt man:

- 100 ml Wodka
- 4-10 Tropfen ätherisches Öl nach Wahl
- 2 Esslöffel destilliertes Wasser
- 250 ml Glasflasche mit Sprühaufsatz

Zubereitung:

1. Wodka, Wasser und ätherische Öle in die Glasflasche füllen.

2. Den Inhalt gut vermischen und für 2 Tage an einem dunklen Ort aufbewahren.

3. Danach das destillierte Wasser hinzufügen, gut schütteln und für weitere 2 Tage rasten lassen.

Anwendung:

Das Parfüm wie gewohnt verwenden.

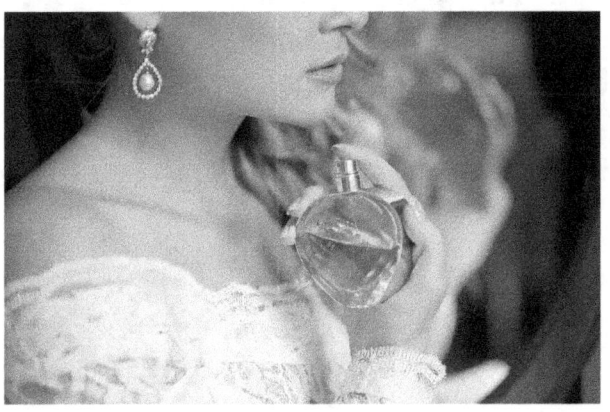

Das entspannende Fußbad

Wenn die Füße nach einer langen Wanderung schmerzen oder in der Sommerhitze angeschwollen sind, gibt ein belebendes Fußbad wohltuende Linderung.

Für dieses Rezept benötigt man:

- 1 Teil Epsom Salz (Bittersalz)
- 1 Teil Kaiser Natron®
- Einige Tropfen ätherisches Öl nach Wahl (etwa Wacholder oder Zypresse)
- 1 Tasse Zitronensaft, frisch gepresst
- 3 Esslöffel Olivenöl
- ¼ Tasse Milch

Zubereitung:

1. Man mischt alle Zutaten gründlich in einem Behälter.

2. Diese Mischung wird dem warmen oder kühlen Fußbadewasser zugegeben.

Anwendung:

Nimm dir Zeit und genieße das Fußbad.

Tipp: Nach dem Fußbad die Fußsohlen und Beine mit einem ätherischen Öl, bei Bedarf verdünnt, auftragen. Dazu eignen sich besonders Pfefferminze, Wacholder oder Zypresse.

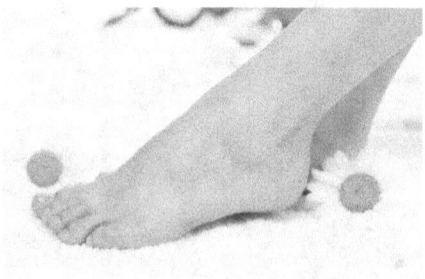

Das Erste-Hilfe Spray

Wenn rasche Hilfe gefragt ist – etwa zur Linderung von Sonnenbrand, Blasen an den Füßen oder Hautrötungen – hilft das Erste-Hilfe Spray verlässlich, die Schmerzen zu lindern, die Haut zu regenerieren und die Nerven zu beruhigen.

Für dieses Rezept benötigt man:

- 1 Tasse Aloe Vera Saft (oder Wasser)
- 8 Tropfen ätherisches Lavendelöl (*Lavandula angustifolia*)
- 8 Tropfen ätherisches Geranienöl
- 4 Tropfen ätherisches Weihrauchöl

Zubereitung:

> In einer dunklen Glasflasche mit Sprühaufsatz alle Zutaten gut vermischen und im Kühlschrank aufbewahren.

Anwendung:

1. Man sprüht auf die betroffene Hautstelle. Diese Anwendung mit dem *Erste-Hilfe Spray* ist bei leichten Verbrennungen wie Sonnenbrand, Abschürfungen oder Prellungen sehr beliebt.

2. Es ist absolut wichtig, nur hochwirksame ätherische Öle höchster Qualität zu verwenden. Herkömmliche billige Duftöle können für Mensch und Tier giftig sein, die Haut reizen und mehr Schaden als Nutzen anrichten.

Tipp: Bei Verbrennungen ist es wichtig, die Haut gut befeuchtet zu halten. Daher ist dieses Erste-Hilfe Spray zur Linderung beliebt.

Man verwendet reines Lavendelöl, *Lavandula angustifolia*, nicht Lavandin, ein Lavendelhybrid, das eine Menge Kampfer enthält und brennen würde!

Ein kühlendes Spray bei Sonnenbrand

Wenn der Rücken schmerzt und die Schultern brennen, bringt dieses kühlende Hausmittel die erhoffte Linderung. Es pflegt und regeneriert die Haut und ist im Handumdrehen hergestellt.

Für dieses Rezept benötigt man:

- 1 Tasse Aloe Vera Saft (oder Wasser)
- 20 Tropfen ätherisches Lavendelöl (*Lavandula angustifolia*)

Zubereitung:

1. In eine Glasflasche mit Sprühaufsatz alle Zutaten mischen.

2. Für eine extra beruhigende, kühlende Wirkung im Kühlschrank lagern.

Anwendung:

Zur Kühlung und Hautregeneration auf die betroffene Stelle auftragen und öfters bei Bedarf wiederholen.

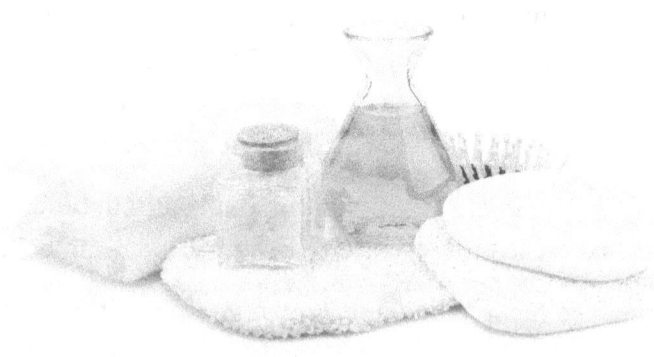

Natürlicher Sonnenschutz

Will man auf das sommerliche Sonnenbad nicht verzichten, gibt es einen natürlichen Sonnenschutz, der vor aggressiven Sonnestrahlen und Sonnenbrand schützen kann. Es ist aber kein Sunblocker im herkömmlichen Sinn. Wenn man sich für längere Zeit in der Sonne aufhält, trägt man diese Ölsichung öfters auf.

Für dieses Rezept benötigt man:

- ½ Liter reines Pflanzenöl
- 20 Tropfen ätherisches Immortellenöl
- 10 Tropfen ätherisches Lavendelöl (*Lavandula angustifolia*)
- 10 Tropfen ätherisches Myrrhenöl

Zubereitung:

1. Man füllt in eine dunkle Glasflasche das reine Pflanzenöl (etwa Sesam-, Avocado-, Oliven- oder Kokosöl) und die ätherischen Öle.

2. Durch sanftes Schwenken werden die Öle mit dem Pflanzenöl gut vermischt.

Anwendung:

Vor dem Sonnenbad diese Ölmischung auf den Körper auftragen. Bei längerem Aufenthalt in der Sonne wird die Ölmischung wiederholt aufgetragen.

Tipp: Es ist zu bedenken, dass diese Ölmischung kein Sunblocker ist, sondern die Haut lediglich schützt. Für ein Sonnenbad in praller Sonne trifft man daher zusätzlich Sonnenschutz Vorkehrungen.

Ein natürliches Insektenschutzmittel

Gelsen, Fliegen, Wespen – sie alle nehmen Reißaus bei der Verwendung der folgenden Ölmischung.

Für dieses Rezept benötigt man:

- 6 Tropfen ätherisches Pfefferminzöl
- 6 Tropfen ätherisches Teebaumöl (*Melaleuca alternifolia*)
- 6 Tropfen ätherisches Palo Santo Öl

Zubereitung:

Eine Ölmischung aus den ätherischen Ölen bereiten.

Anwendung:

1. Die Ölmischung wird entweder auf die Haut aufgetragen, oder verdünnt in ein wenig Wasser in einer Sprühflasche versprüht.

2. Für lästige Gelsen helfen Öle wie Palo Santo, Zitrone und Zitronella. Bienen und Wespen scheuen Geranienöl.

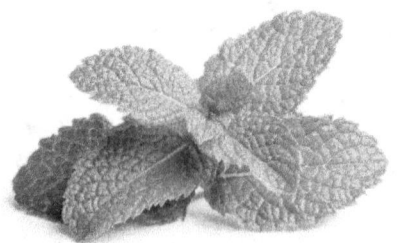

Ein natürliches Insektenspray Mittel

Man versucht einzuschlafen und die blutrünstigen Gelsen surren um das Bett herum? Anstatt Opfer zu sein, kann man sich seinen Lebensraum mit diesem natürlichen Insektenmittel sichern.

Für dieses Rezept benötigt man:

- 5 Tropfen ätherisches Rosmarinöl
- 5 Tropfen ätherisches Lavendelöl
- 5 Tropfen ätherisches Pfefferminzöl
- 5 Tropfen ätherisches *Eucalyptus radiata*
- 5 Tropfen ätherisches Geranienöl
- ½ Liter Wasser

Zubereitung:

    Alle Zutaten in einer Sprühflasche mischen.

Anwendung:

1. Im Zimmer versprühen.

2. Bei Bedarf auf Arme, Beine oder Kleidung sprühen.

3. Auf Arbeitsflächen (in der Küche) sprühen.

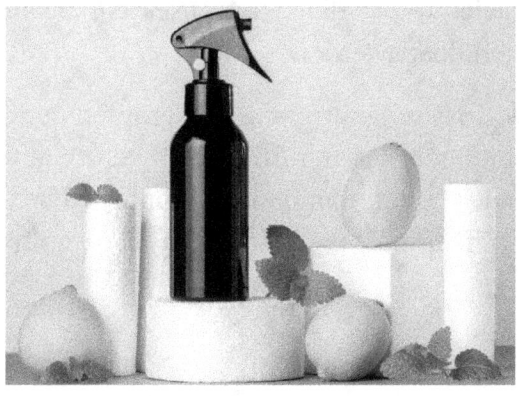

Insektenstiche und Bisse: Die natürliche Linderung

Ätherische Öle sind wegen ihrer außergewöhnlichen antiseptischen Wirkung ideal zur Behandlung von Insektenstichen oder Insektenbissen. Öle wie Lavendel und Pfefferminze vermindern den Juckreiz und die Infektion.

Für dieses Rezept benötigt man:

- 2 Tropfen ätherisches Thymianöl
- 10 Tropfen ätherisches Lavendelöl
- 4 Tropfen ätherisches Eukalyptusöl (*Eucalyptus radiata*)
- 3 Tropfen deutsches Kamillenöl

Zubereitung:

Aus den genannten Ölen eine Mischung zubereiten. Bei empfindlicher Haut mit reinem Pflanzenöl verdünnen, sonst pur auftragen oder in einer Sprühflasche mit Wasser verwenden.

Anwendung:

1. Eine kleine Menge auf die befallene Stelle reiben oder mit Wasser verdünnt in einer Sprühflasche verwenden.

2. Auf die Kleidung sprühen, um Insekten, die sich im Gewand verstecken, loszuwerden.

3. Zur äußerlichen Anwendung 1-2 Tropfen der Ölmischung unverdünnt oder 1:1 mit Pflanzenöl verdünnt (das heißt, 1 Tropfen der Ölmischung und 1 Tropfen Pflanzenöl wie etwa Kokosöl) mehrmals täglich auf die Stelle auftragen.

Tipp: Kokosöl hat natürliche antimikrobielle Eigenschaften, die dazu beitragen können, Juckreiz und Schmerzen von Insektenstichen zu lindern und die Heilung zu fördern. Es kann auch als Schutzmittel gegen Insektenstiche und Zeckenbisse verwendet werden, da der Geruch von Kokosöl Insekten gewöhnlich abstößt.

Natürliche Zeckenvorsorge

Ist es wieder ein Zeckenjahr? Die Zeckenplage macht weder vor Menschen noch vor Tieren halt. Tiere leiden im Sommer sehr unter Flöhen und Zecken – mehr noch nach einem milden Winter, der dieses Ungeziefer nicht beseitigt. Hier ist eine schützende Ölmischung.

Für dieses Rezept benötigt man:

- 1 Teelöffel Alkohol
- 1 Tropfen ätherisches Thymianöl
- 1 Tropfen ätherisches Zedernholzöl
- 2 Tropfen ätherisches Lavendelöl
- 2 Tropfen ätherisches Zitronellaöl
- 3 Tropfen ätherisches Orangenöl

Zubereitung:

Die Zutaten werden in einem 5 ml Glasfläschchen gemischt.

Anwendung:

1. Diese Mischung auf Socken und Hosenrand reiben oder sprühen.

2. Für unser Haustier wird das Halsband mit dieser Mischung getränkt und vor Gebrauch komplett trocknen gelassen. Die Wirkung hält 30 Tage lang an.

Insektenschutz aus der Natur

Ob der verlauste Rosenstock im Garten, die Parasiten auf den Blumenstengeln oder die angefressenen Blätter im Blumenbeet – Pflanzenliebhabern helfen ätherische Öle im Garten auf ganz natürliche Weise.

KNOBLAUCH: Die Läuse auf den Rosenstöcken verlassen Hals über Kopf den Rosenstrauch, wenn sie Knoblauch riechen. Eine Knoblauchzehe je Rosenstock in die Erde stecken. Der Rosenstock nimmt den Knoblauchgeruch mit den Wurzeln auf und bringt ihn zu den Blättern. Läuse mögen diesen "Duft" nicht!

BRENNESSEL: Frische Brennesseln werden in einen Kübel mit Wasser gelegt und eine zeitlang in der Sonne stehengelassen. Von Ungeziefer befallene Pflanzen werden mit dem Wasser begossen. Weil es sehr stark riecht (stinkt), mögen Insekten diesen Geruch nicht. Für die Pflanzen ist das Brennesselwasser aber ein willkommener Dünger.

PFEFFERMINZÖL: Etwas 2 Tropfen Pfefferminzöl in eine Sprühflasche mit Wasser geben, gut schütteln und die Pflanzen damit besprühen. Dieser Insektenschutz mit dem starken Mentholgeruch ist nicht nur ungefährlich für Mensch, Tier und Pflanze, sondern auch gesund und vertreibt wirkungsvoll Spinnen, Flöhe, Zecke, Ameisen, lästige Fliegen und mehr.

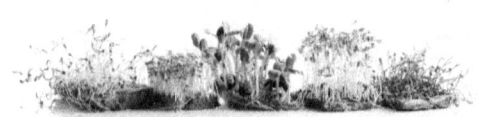

Bonusrezepte für deine Schönheit

Es gibt natürlich noch viele wertvolle Schönheitsideen neben diesen 39 sommerlichen Pflegerezepten. Vielleicht bist du ja auf den Geschmack gekommen, zu natürlichen, chemiefreien und gesunden Pflegeprodukten zu greifen und hast Lust bekommen, weitere Rezepte auszuprobieren. Daher findest du hier noch mehr Ideen, wie du dich besonders im Sommer mit ätherischen Ölen pflegen kannst!

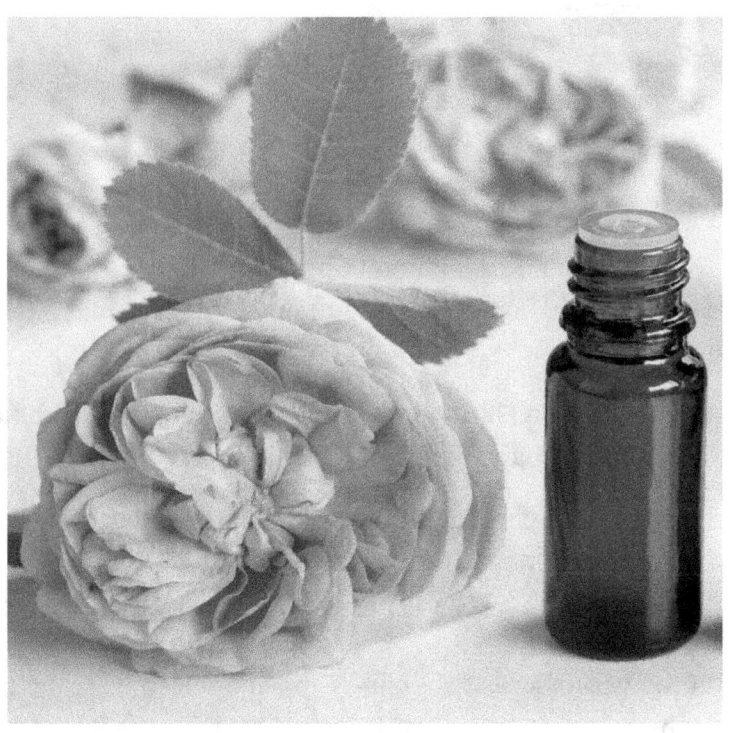

Pflegender Lippenstift mit ätherischen Ölen

Aufgesprungene, raue Lippen? Im Sommer können die Lippen aufgrund der Hitze, der trockenen Luft und der Sonneneinstrahlung schnell trocken und spröde werden. Es ist daher wichtig, die Lippen im Sommer ausreichend zu pflegen, um sie schön und geschmeidig zu halten. Hier ist ein Lippenbalsam für dich.

Für dieses Rezept benötigt man:

- 1 Teelöffel Bienenwachs
- 1 Teelöffel Kokosöl
- 1 Teelöffel Scheabutter
- 1 Teelöffel Mandelöl
- 5 Tropfen ätherisches Pfefferminzöl
- 5 Tropfen ätherisches Lavendelöl

Zubereitung:

1. Bienenwachs, Kokosöl und Sheabutter in einem Doppelkessel schmelzen. Das Mandelöl hinzufügen und gut umrühren.

2. Den Topf vom Herd nehmen, die Mischung etwas abkühlen lassen und danach die ätherischen Öle einrühren.

3. Die Mischung in einen Lipenstiftbehälter oder in ein Döschen füllen und fest werden lassen.

Anwendung:

Für glatte und geschmeidige Lippen bei Bedarf täglich mehrmals den duftenden Lippenstift auftragen. Das Pfefferminzöl sorgt für ein kühles Gefühl und das Lavendelöl hilft, die Lippen zu beruhigen und zu pflegen.

Kühlendes Gesichtsspray

Für dieses Rezept benötigt man:

- 1 Tasse destilliertes Wasser
- 1 Esslöffel Aloe Vera Gel
- 5 Tropfen ätherisches Pfefferminzöl
- 5 Tropfen ätherisches Lavendelöl

Anwendung:

>Alle Zutaten in eine Sprühflasche geben und gut mischen. Vor Gebrauch schütteln und auf das Gesicht aufsprühen, um eine kühlende Wirkung zu erzielen. (Kein ätherisches Öl in die Augen bringen.)

Belebendes Körperpeeling

Für dieses Rezept benötigt man:
- 1 Tasse grobes Meersalz
- ½ Tasse Kokosöl
- 10 Tropfen ätherisches Zitronenöl
- 5 Tropfen ätherisches Grapefruitöl

Zubereitung:

>Das Meersalz mit dem geschmolzenen Kokosöl mischen und die ätherischen Öle unterrühren.

Anwendeung:
1. Die gut verrührte Mischung in kreisenden Bewegungen auf die Haut massieren.
2. Mit warmem Wasser abspülen und die Haut sanft trocken tupfen.

Beruhigendes Aftersun-Gel

Für dieses Rezept benötigt man:

- ½ Tasse Aloe Vera Gel
- 2 Esslöffel Jojobaöl
- 10 Tropfen ätherisches Lavendelöl
- 5 Tropfen ätherisches Teebaumöl

Zubereitung:

Man mischt alle Zutaten gut durch und bewahrt das Gel in einem verschließbaren Behälter auf.

Anwendung:

Nach dem Sonnenbad großzügig auf die Haut auftragen, um Rötungen und Schmerzen zu lindern und die Haut zu beruhigen.

Erfrischendes Fußspray

Für dieses Rezept benötigt man:

- ½ Tasse destilliertes Wasser
- 2 Esslöffel Wodka
- 10 Tropfen ätherisches Pfefferminzöl
- 5 Tropfen ätherisches Teebaumöl

Zubereitung:

Man mischt alle Zutaten in einer Sprühflasche gründlich zusammen.

Anwendung:

Vor Gebrauch schütteln und für eine kühlende und erfrischende Wirkung großzügig auf die Füße sprühen.

Haarpflegeöl

Für dieses Rezept benötigt man:

- ½ Tasse Jojobaöl
- 5 Tropfen ätherisches Lavendelöl
- 5 Tropfen ätherisches Rosmarinöl
- 5 Tropfen ätherisches Zitronenöl

Anwendung:
1. Man mischt alle Zutaten gut durch und massiert das Öl in die Kopfhaut und Haarspitzen ein.
2. Für mindestens 30 Minuten einwirken lassen und dann das Haar wie gewohnt waschen.

Feuchtigkeitsspendendes Körperspray

Für dieses Rezept benötigt man:

- ½ Tasse destilliertes Wasser
- ¼ Tasse Aloe Vera Gel
- 1 Esslöffel Kokosöl
- 10 Tropfen ätherisches Ylang Ylang Öl

Zubereitung:
Man mischt alle Zutaten gut durch und gib sie in eine Sprühflasche.

Anwendung:
Vor Gebrauch schütteln und großzügig auf den Körper aufsprühen, um eine feuchtigkeitsspendende und duftende Wirkung zu erzielen.

Beruhigendes Gesichtsserum

Für dieses Rezept benötigt man:

- ¼ Tasse Jojobaöl
- 10 Tropfen ätherisches Lavendelöl
- 5 Tropfen ätherisches Weihrauchöl

Anwendung:

> Alle Zutaten gut durchmischen und das Serum sanft auf das Gesicht auftragen, um Hautirritationen zu lindern und die Haut zu beruhigen.

Pflegendes Haaröl

Für dieses Rezept benötigt man:

- ½ Tasse Kokosöl
- 5 Tropfen ätherisches Rosmarinöl
- 5 Tropfen ätherisches Zedernholzöl
- 5 Tropfen ätherisches Pfefferminzöl

Anwendung:

1. Alle Zutaten gut mischen und das Öl in die Kopfhaut und Haarspitzen einmassieren.
2. Für mindestens 30 Minuten einwirken lassen und dann das Haar wie gewohnt waschen.

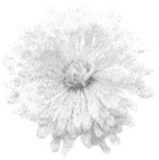

Erfrischender Körperschaum

Für dieses Rezept benötigt man:

- ½ Tasse Sheabutter
- ¼ Tasse Kokosöl
- 10 Tropfen ätherisches Eukalyptusöl
- 5 Tropfen ätherisches Pfefferminzöl

Zubereitung:

1. Sheabutter und Kokosöl in einem Doppelkessel schmelzen.
2. Vom Herd nehmen, etwas abkühlen lassen, die ätherischen Öle zufügen und gut umrühren.
3. Die Mischung in eine Schüssel geben und mit einem Handmixer zu einem luftigen Schaum aufschlagen.
4. Den Körperschaum in einen verschließbaren Behälter füllen.

Anwendung:

Der Körperschaum wir auf den Körper aufgetragen, um eine erfrischende und pflegende Wirkung zu erzielen.

Kühlendes Gesichtswasser

Für dieses Rezept benötigt man:

- ¼ Tasse Rosenwasser (oder ein anderes Hydrolat)
- 10 Tropfen ätherisches Pfefferminzöl
- 5 Tropfen ätherisches Zitronenöl

Anwendung: Alle Zutaten gut mischen und in eine Sprühflasche geben und nach der Reinigung des Gesichts als erfrischenden Toner verwendet.

Pflegender Körperbalsam

Für dieses Rezept benötigt man:

- ½ Tasse Sheabutter
- ¼ Tasse Kokosöl
- 10 Tropfen ätherisches Geranienöl
- 5 Tropfen ätherisches Lavendelöl

Zubereitung:

1. Sheabutter und Kokosöl in einem Doppelkessel schmelzen.

2. Vom Herd nehmen, etwas abkühlen lassen, die ätherischen Öle hinzufügen und gut umrühren.

3. Die Mischung in einen verschließbaren Behälter füllen.

Anwendung:

Den Balsam auf die Haut auftragen, um sie zu pflegen und mit Feuchtigkeit zu versorgen.

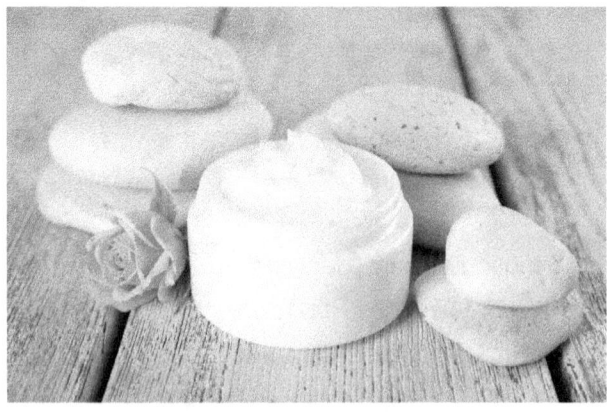

Erfrischendes Fußspray

Für dieses Rezept benötigt man:

- ¼ Tasse Apfelessig
- ¼ Tasse Rosenwasser (oder ein anderes Hydrolat)
- 10 Tropfen ätherisches Teebaumöl
- 5 Tropfen ätherisches Pfefferminzöl

Anwendung:

Alle Zutaten in einer Sprühflasche mischen und auf die Füße sprühen, um sie zu erfrischen und unangenehme Gerüche zu reduzieren.

Entspannendes Badesalz

Für dieses Rezept benötigt man:

- 1 Tasse Epsom-Salz
- ¼ Tasse Himalaya-Salz
- 10 Tropfen ätherisches Lavendelöl
- 5 Tropfen ätherisches Ylang Ylang Öl

Zubereitung:

Alle Zutaten gut mischen und in ein verschließbares Glasgefäß füllen.

Anwendung:

Zur Entspannung fügt man ¼ bis ½ Tasse des Badesalzes zu einem warmen Bad hinzu.

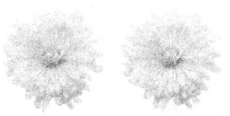

Anti-Aging-Gesichtsöl

Für dieses Rezept benötigt man:

- ¼ Tasse Jojobaöl
- ¼ Tasse Hagebuttenöl
- 10 Tropfen ätherisches Weihrauchöl
- 5 Tropfen ätherisches Sandelholzöl

Zubereitung:

> Alle Zutaten gut mischen und das Öl in eine dunkle
> Glasflasche mit Tropfeinsatz füllen.

Anwendung:

> Man trägt das Gesichtsöl auf das gereinigte Gesicht auf, um
> es zu pflegen und Anzeichen von Hautalterung zu reduzieren.

Kühlendes After-Sun-Spray

Für dieses Rezept benötigt man:

- ¼ Tasse Aloe-Vera-Saft
- ¼ Tasse Rosenwasser (oder ein anderes Hydrolat)
- 10 Tropfen ätherisches Pfefferminzöl
- 5 Tropfen ätherisches Teebaumöl

Zubereitung:

> Alle Zutaten gut mischen und in eine Sprühflasche füllen.

Anwendung:

> Man sprüht das kühlende After-Sun-Spray auf die Haut, um
> sie zu beruhigen und der Haut Feuchtigkeit zu spenden.

Haarschutz-Spray

Für dieses Rezept benötigt man:

- ¼ Tasse destilliertes Wasser
- ¼ Tasse Apfelessig
- 10 Tropfen ätherisches Rosmarinöl
- 5 Tropfen ätherisches Zitronenöl

Anwendung:

> Alle Zutaten gut mischen und in eine Sprühflasche füllen und das Haarschutz-Spray auf das Haar sprühen, bevor man es der Sonne oder dem Poolwasser aussetzt, um es zu schützen und zu pflegen.

Belebende Körperlotion

Für dieses Rezept benötigt man:

- ½ Tasse Mandelöl
- ¼ Tasse Kakaobutter
- 10 Tropfen ätherisches Grapefruitöl
- 5 Tropfen ätherisches Zitronengrasöl

Zubereitung:

1. Mandelöl und Kakaobutter in einem Topf erwärmen.

2. Den Topf vom Herd nehmen, die Mischung etwas abkühlen lassen, bevor man und die ätherischen Öle hinzufügt und gut umrührt.

3. Die Mischung in einen verschließbaren Behälter füllen.

Anwendung: Die Körperlotion wird auf die Haut aufgetragen.

Erfrischender Roll-On-Deodorant

Für dieses Rezept benötigt man:

- ¼ Tasse Kokosöl
- ¼ Tasse Kaiser Natron®
- 10 Tropfen ätherisches Teebaumöl
- 5 Tropfen ätherisches Pfefferminzöl

Zubereitung:

1. Das Kokosöl in einem Topf erwärmen, das Kaiser Natron® hinzufügen und gut umrühren.

2. Etwas überkühlen lassen und dann die ätherischen Öle hinzufügen und gut unterrühren.

3. Die Mischung in einen Roll-On-Behälter füllen und wie gewohnt als erfrischenden Deodorant verwenden.

Eine DIY Augencreme

Für dieses Rezept benötigt man:

- 1 Esslöffel Sheabutter
- 1 Esslöffel Kokosöl
- 1 Teelöffel Bienenwachs
- 1 Teelöffel Kakaobutter
- 10 Tropfen ätherisches Karottenkernöl
- 5 Tropfen ätherisches Lavendelöl

Zubereitung:

1. Sheabutter, Kokosöl, Bienenwachs und Kakaobutter in einem Wasserbad zergehen lassen, bis sie vollständig geschmolzen sind.

2. Die Mischung vom Herd nehmen und leicht abkühlen lassen.

3. Nun das Karottenkernöl und Lavendelöl hinzufügen und gut umrühren.

4. Die Mischung in einen kleinen Glasbehälter füllen und abkühlen lassen bis sie fest wird.

Anwendung:

Man trägt die Augencreme vorsichtig um die Augen herum auf, bevor man in die Sonne geht.

Tipp:

- Karottenkernöl enthält natürliche Antioxidantien, die die Haut vor den schädlichen Auswirkungen der Sonnenstrahlen schützen können.

- Lavendelöl hat beruhigende Eigenschaften, um Entzündungen und Rötungen zu reduzieren, die durch Sonneneinstrahlung verursacht werden können.

Mit dieser selbstgemachen Augencreme mit ganz natürliche Zutaten, wird die empfindliche Haut um die Augen herum vor der Sommersonne geschützt.

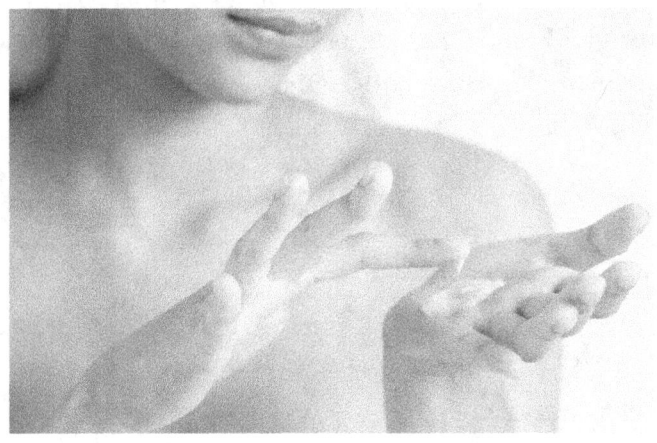

Dein Ratgeber für sommerliche Schönheitsrezepte

Ich hoffe, diese Information über *Ätherische Öle - 39 Schönheitsrezepte für den Sommer* hat dir Freude bereitet und neue Erkenntnisse und Ideen gebracht, wie du dich und deine Lieben vor der heißen Sommersonne schützen kannst.

Ätherische Öle höchster Qualität können dein Leben unendlich bereichern und dir dabei helfen, deine Gesundheit auf einzigartige Weise zu unterstützen.

Ich würde mich über deine **Amazon Bewertung** freuen. Es interessiert mich, wie dir diese Informationen und Rezepte geholfen haben und ob du gefunden hast, wonach du suchst. Dafür bedanke ich mich schon jetzt von Herzen. Ich bin bestrebt, dir die beste Information über ätherische Öle zu bringen, und deine Rückmeldung hilft mir, immer besser zu werden.

Bitte empfehle die Grüne Ratgeber Serie weiter! Diese Lektüre wird auch deiner Familie und deinen Freunden helfen, von der Anwendung und Wirkung hochwirksamer ätherischer Öle zu profitieren. Teile die "duftende" Nachricht mit ihnen.

Danke für dein Interesse! Dir von den *Geheimnissen der Natur* erzählen zu dürfen ist etwas, das ich von ganzem Herzen liebe. Ich wünsche dir viel Freude und gute Erfahrungen mit den wunderbaren ätherischen Ölen, den Botschaftern der Liebe.

Deine

Maria L. Schasteen

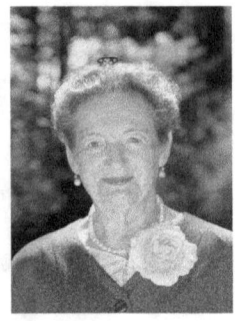

www.mariaschasteen.com

www.secretsofnature.org

Anhang

Richtlinien zur sicheren Anwendung ätherischer Öle

Ätherische Öle und die Haut

Bei der Verwendung ätherischer Öle sollte immer eine Flasche mit reinem Pflanzenöl griffbereit sein. Bei Hautirritationen können somit sofort die ätherischen Öle mit Pflanzenöl verdünnt und gemildert werden. Im Notfall verwendet man Speiseöl aus der Küche.

Es genügen 1-2 Tropfen eines ätherischen Öls für eine Anwendung. Je mehr es verdünnt wird, desto milder und für die empfindliche Haut verträglicher ist es. Man vermeidet das direkte Auftragen sogenannter 'heißer' Öle wie Oregano, Zimt und Nelke auf die Haut oder verdünnt diese Öle besonders stark.

Richtlinien zur Verdünnung ätherischer Öle für Babys, Kinder und empfindliche Personen			
Milliliter		**Esslöffel**	
0,5%	3 Tropfen ÄÖ per 30 ml Pflanzenöl	0,5%	1 ½ Tropfen ÄÖ per EL Pflanzenöl
1%	6 Tropfen ÄÖ per 30 ml Pflanzenöl	1%	3 Tropfen ÄÖ per EL Pflanzenöl

Wie bekommt man ½ Tropfen ätherisches Öl? Man steckt einen Zahnstocher in das Ölfläschchen und rührt damit Speisen um.

Augen und Ohren schützen

Man vermeidet den Kontakt mit Augen oder empfindlichen Hautstellen. Wenn ein ätherisches Öl in die Augen gelangt, sollte es nicht mit Wasser, sondern mit reinem Pflanzenöl behandelt werden. Ätherische Öle werden nicht direkt in den Ohrkanal gegeben.

Auf Allergieanfälligkeit testen

Bei Neigung zu allergischen Reaktionen sollte man immer zuerst eine geringe Menge eines ätherischen Öls an der Innenseite des Unterarmes oder in der Armbeuge austesten, bevor die Öle auf andere Körperstellen großflächig aufgetragen werden.

Die sicherste Anwendung: Fußsohlen

Die Fußsohlen sind eine der sichersten und effektivsten Körperstellen, an denen Öle aufgetragen werden können. Wenn man nicht weiß, wo ein ätherisches Öl angewandt werden soll, dann bieten sich immer die Fußsohlen an. Das Öl, auf die Fußsohlen aufgetragen, geht direkt über die Blutbahn zu der Stelle im Körper, wo es gebraucht wird.

Direkte Sonnenbestrahlung und Zitrusöle

Zitrone, Bergamotte, Limette und andere Zitrusöle können eine Hautreaktion oder Pigmentierung hervorrufen, wenn die Haut nach dem Auftragen dieser ätherischen Öle dem Sonnenlicht oder UV Bestrahlung ausgesetzt wird. Daher sollte man die Haut mindestens 24 Stunden lang nach dem Auftragen eines Zitrusöls vor direkter Bestrahlung schützen. Um Zitrusöle dennoch zu nützen, könnte man sie auf die Fußsohlen auftragen.

Photosensitive ätherische Öle:		
Angelika	Bergamotte	Bitterorange
Grapefruit	Kümmel	Limette
Petitgrain	Raute	Zitrone

Kinder und ätherische Öle

Man bewahrt ätherische Öle außerhalb der Reichweite von Kindern auf. Obwohl und weil Kinder ätherische Öle lieben, sollten wir bei der Anwendung besondere Aufmerksamkeit walten lassen. Für Kinder sollten ätherische Öle immer mit reinem Pflanzenöl stark verdünnt werden. Öle, die einen hohen Mentholgehalt aufweisen, wie etwa Pfefferminze, dürfen bei Kindern unter sieben Jahren nicht im Halsbereich angewendet werden, damit es nicht zu Atemnot kommt. Besonders milde Öle für Kinder sind Teebaum und Elemi. Mandarine ist ein Öl, das Kinder absolut lieben.

In der Schwangerschaft

Frauen, die ätherische Öle gerade erst kennenlernen, sollten während der Schwangerschaft keine Experimente mit ätherischen Öle machen. **Ätherische Öle wirken mitunter stark reinigend, eine Eigenschaft, die man während einer Schwangerschaft nicht unbedingt wünscht.** Außerdem besitzen sie eine hormonähnliche Wirkung, wie unter anderem Muskatellersalbei, Salbei, Rainfarn, Wacholder und Fenchel.

In der Schwangerschaft sollte man prinzipiell immer vor der Anwendung ätherischer Öle mit dem behandelnden Arzt sprechen.

Körperliche Beschwerden

Bei Krampfanfällen, Epilepsie und hohem Blutdruck sollte man vor der Anwendung ätherischer Öle immer mit dem behandelnden Arzt sprechen. **Ysop**, **Fenchel**, **Rainfarn** oder **Salbei** sollten dann **nicht** verwendet werden. Wenn Medikamente eingenommen werden, sollte die Anwendung ätherischer Öle immer mit dem Arzt abgeklärt werden, denn sie könnten die Medikamente potenzieren.

Ein Emulgator für ätherische Öl

Ätherische Öle sollten nicht unverdünnt direkt ins Badewasser gegeben, sondern immer vorher mit einem natürlichen Badegel, mit Salz, Honig oder Sahne zum Emulgieren vermischt und so verwendet werden. Dabei setzt man das ätherische Öl erst kurz vor dem Baden dem Badewasser zu, damit durch die Wärme das ätherische Öl seine volle Wirkung entfalten kann und nicht vorzeitig verdampft. Das Emulgieren ist deshalb notwendig, weil sich die ätherischen Öle mit Wasser nicht verbinden und deshalb an der Oberfläche schwimmen würden.

Ätherische Öle und unsere Haustiere

Mensch, Tier und Pflanze sind „aus demselben Stoff" gemacht. Daher profitieren auch Haustiere von ätherischen Ölen. Weil Tiere einen viel ausgeprägteren Geruchssinn haben, müssen ätherische Öle je nach Größe des Tieres extrem stark verdünnt werden. Synthetisches Teebaumöl kann für Katzen tödlich sein. Daher achtet man unbedingt auf die Qualität der verwendeten Öle.

Aufbewahrung ätherischer Öle

Die Öle werden immer fest verschlossen und lichtgeschützt in dunklen Glasfläschchen bei Zimmertemperatur aufbewahrt. So können ätherische Öle ihre Kraft über viele Jahre bewahren. Wurde ein Ölfläschchen einmal im heißen Auto vergessen, sollte es nicht geöffnet werden. Die kostbaren Lebensessenzen würden sich dadurch verflüchtigen. Man lässt es vor dem Öffnen auf Raumtemperatur abkühlen.

Während dampfdestillierte Öle nahezu unbegrenzt haltbar sind, haben Ölmischungen mit einem Pflanzenölanteil eine kürzere Lebensdauer, obwohl die ätherischen Öle die Lebensdauer des Pflanzenöls stark verlängern. Kalt-gepresste Zitrusöle sind nach dem Öffnen des Fläschchens etwa ein Jahr lang haltbar und werden dann ranzig.

Wichtig ist die Qualität ätherischer Öle

ACHTUNG: Es gibt viele ätherische Öle am Markt. Manche sind gesundheitsschädigend, weil sie mit synthetischen Zusätzen verfälscht oder gar 100% synthetisch hergestellt werden. Manche sind wohlmeinend destilliert, operieren aber ohne den wissenschaftlichen Hintergrund und die notwendigen Analysen, die chemische Rückstände im fertigen Öl aufdecken würden. Daher sind diese ätherischen Öle für den bewussten Öle-Anwender wertlos. Man verwendet ausschließlich ätherische Öle, die nach dem höchsten Standard hergestellt und die „Natur pur" sind! Im Zweifelsfall fragt man nach.

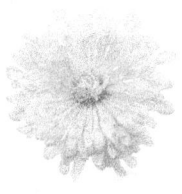

Ressourcen

Zur Aromatherapie Meisterklasse

—> mariaschasteen.com/zur-aromatherapie-meisterklasse

Hier erwarten dich gratis eBooks, Videos, Kursinformationen und alles, was du über ätherische Öle wissen möchtest.

Unser Affiliate Programm

—> www.mariaschasteen.com/affiliate-programm

Für Wiederverkäufer bieten wir 40-50% Rabatt an.

Hat du Fragen? Kontaktiere mich!

—> www.mariaschasteen.com/kontaktieren-sie-mich/

Ich bin für dich da!

Das ätherische Öle Standardwerk

—> Essential Oils Integrative Medical Guide, D. Gary Young

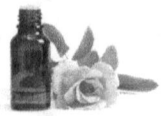

Bücher von Maria L. Schasteen

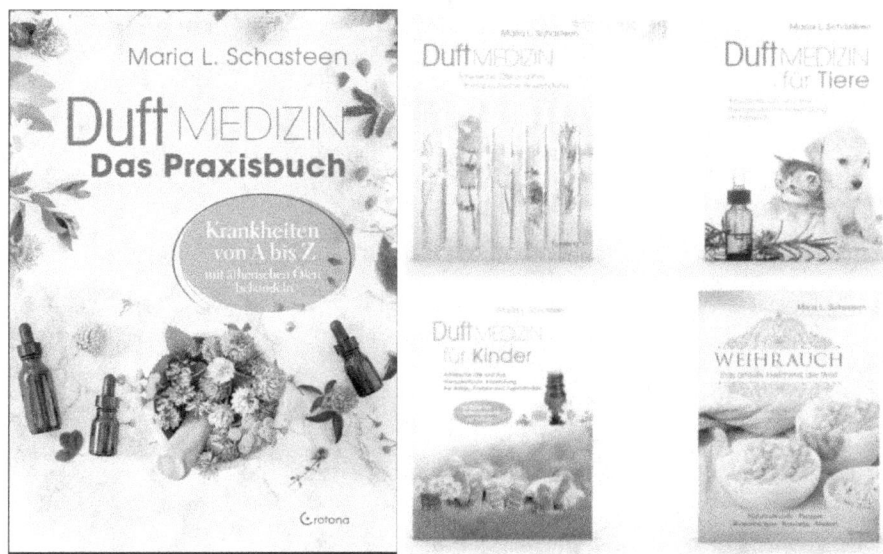

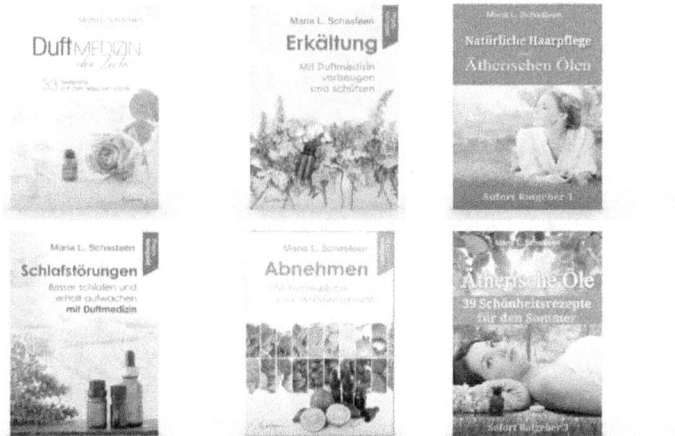
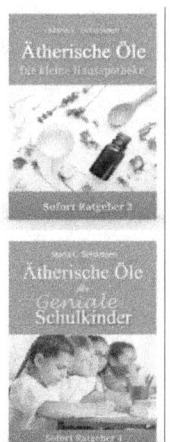

www.mariaschasteen.com

www.ingramcontent.com/pod-product-compliance
Lightning Source LLC
Chambersburg PA
CBHW071116280526
45787CB00003B/1068